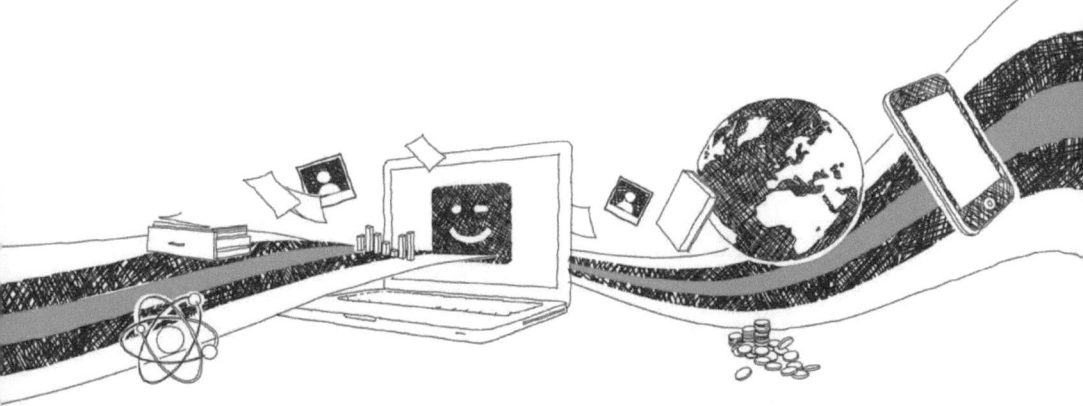
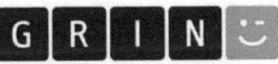

Kamil Wrona

Gesundheitsbildung im Setting "soziales Wohnumfeld"

GRIN Verlag

Bibliografische Information der Deutschen Nationalbibliothek:

Die Deutsche Bibliothek verzeichnet diese Publikation in der Deutschen National-
bibliografie; detaillierte bibliografische Daten sind im Internet über http://dnb.d-
nb.de/ abrufbar.

Impressum:

Copyright © 2005 GRIN Verlag GmbH
Druck und Bindung: Books on Demand GmbH, Norderstedt Germany
ISBN: 978-3-640-85850-7

Dieses Buch bei GRIN:

http://www.grin.com/de/e-book/56863/gesundheitsbildung-im-setting-soziales-
wohnumfeld

GRIN - Your knowledge has value

Der GRIN Verlag publiziert seit 1998 wissenschaftliche Arbeiten von Studenten, Hochschullehrern und anderen Akademikern als eBook und gedrucktes Buch. Die Verlagswebsite www.grin.com ist die ideale Plattform zur Veröffentlichung von Hausarbeiten, Abschlussarbeiten, wissenschaftlichen Aufsätzen, Dissertationen und Fachbüchern.

Besuchen Sie uns im Internet:

http://www.grin.com/

http://www.facebook.com/grincom

http://www.twitter.com/grin_com

Fakultät für Gesundheitswissenschaften

Veranstaltung:

BHC34 –
Strategien u. Methoden d. Gesundheitsbildung

an der

Universität Bielefeld
Wintersemester 2005/2006

Hausarbeit

Ausarbeitung:

Gesundheitsbildung im Setting „soziales Wohnumfeld"

Inhaltsverzeichnis

Einleitung

In dieser Hausarbeit wird das „soziale Wohnumfeld" als einflussnehmender Setting auf die Gesundheit und das Wohlbefinden des Menschen behandelt. Der Mensch befindet sich permanent von auf seine Gesundheit einflussnehmenden Faktoren umgeben. Das soziale Wohnumfeld beschreibt dabei seine Umwelt in Form von Mitmenschen und deren Verhaltensweisen, in Form von einer physischen und psychischen Umwelt. Das soziale Wohnumfeld hat dabei einen hohen Stellenwert, da dadurch, dass der Mensch sich unausweichlich immer in einer Gesellschaft von Mitmenschen, in welcher immer ein soziales Miteinander in positiver oder negativer Form vorhanden ist, wiederfindet, außer er gliedert sich bewusst davon ab. Er wird unausweichlich mit durch das Wohnumfeld geprägten Einflussfaktoren konfrontiert wird. Dies wirkt sich entsprechend auf sein Wohlbefinden und damit auf seine Gesundheit aus. Es findet somit eine Form von „Gesundheitsbildung" statt. Diese kann allerdings auch mittels Maßnahmen eingeleitet werden. Hierzu muss das soziale Wohnumfeld Gelegenheit bieten, indem dem Menschen beispielsweise ein Angebot gesundheitsfördernder Maßnahmen angeboten wird etc. .

Diese Hausarbeit soll dabei zunächst theoretische Grundlagen über die Gesundheitsbildung und auch das soziale Wohnumfeld liefern und einen Bezug zueinander schaffen, um die Prägnanz und Bedeutung für das Wohlbefinden und die Gesundheit mit beider Begriffe heraus zu stellen. Des Weiteren wird aber auch auf die „Gesundheitsbildung im sozialen Wohnumfeld" selbst als Kern dieser Hausarbeit eingegangen und differenzierter betrachtet und diskutiert. Es werden u.a. Ziele definiert und Maßnahmen in Ihrer Theorie und Praxis vorgestellt. Zu guter Letzt wird nach einer kurzen Zusammenfassung der uns in diesem Verlauf herausgestellten Ergebnissen, noch ein Fazit zur Gesamtthematik folgen.

Diese Hausarbeit beruht, so weit nicht anders gekennzeichnet, auf den in der Veranstaltung BHC34 im Wintersemester 2005/2006 von Hr. Dr. Richter und Fr. Dr. Engert und den Studenten erarbeiteten Inhalten. Dabei versichern wir, dass diese Hausarbeit zu gleichen Anteilen von uns bearbeitet worden ist, alle wörtlichen Zitate als solche gekennzeichnet wurden und alle relevanten Literaturangaben vorhanden sind.

1. Theoretische Grundlagen „Gesundheitsbildung"

Wenn man den Begriff „Gesundheitsbildung" hört, kommen einem zunächst nur wage Vorstellungen darüber in den Sinn, welchen Stellenwert dieser Begriff in unserer Gesellschaft eigentlich einnimmt und was dies alles umfasst. Viele würden auf die Frage, was Gesundheitsbildung in ihren Augen denn sei bzw. was sie denn damit verbinden, vorerst darauf antworten, es würde etwas mit beratenden Gesprächen über gesundheitsrelevante Themen oder Angeboten in Form von gesundheitsfördernden Kursen (z.b. Rückenschule oder Wassergymnastik etc.) zu tun haben. Vielleicht würde der eine oder andere auch erwähnen, dass er damit Kampagnen zur Gesundheitsförderung (z.b. Anti-Raucher-Kampagnen oder Anti-AIDS-Kampagnen etc.), oder gar kommunal politische Maßnahmen (z.b. die Einrichtung von Patienteninformationsstellen) verbindet. Die trivialste Antwort auf jene Frage wäre hier wohl, dass Gesundheitsbildung einfach einen Prozess beschreibt, mittels welchem Menschen in ihrem Gesundheitsverhalten positiv geschult werden sollen. Eine nun aus wissenschaftlicher Sicht gehaltene Antwort auf die Frage, was Gesundheitsbildung denn sei, kann in diesem Zusammenhang folgendermaßen zitiert werden:

„Gesundheitsbildung bezeichnet die Vermittlung von gesundheitsbezogenen Wissen und Fertigkeiten durch dafür ausgewiesene Fachkräfte. (...)" [1]

Eine etwas andere Definition hierzu liefert die Bundeszentrale für gesundheitliche Aufklärung (BzGA):

„Gesundheitsbildung bezeichnet den Gesundheitsförderungsansatz in der organisierten Erwachsenenbildung (...), wird als eigenständiges Konzept der Erwachsenenbildung verstanden" [2]

Diese Definition des Begriffs „Gesundheitsbildung" der BZgA (2003) bedeutet nichts anderes, als dass Individuen die Möglichkeit gegeben sein sollte, sich durch das selbstständige aneignen von Kompetenzen im Bereich der Gesundheit, sich selbst und Mitmenschen gegenüber dahingehend verantwortungsvoll zu verhalten.

---

[1] http://de.wikipedia.org/wiki/Gesundheitsbildung (Stand 03.03.2006)
[2] BZgA (2003), Leitbegriffe der Gesundheitsförderung

Nach der Definition der BZgA (2003) ist Gesundheitsbildung ein „eigenständiges Konzept der Erwachsenenbildung". Unserer Ansicht nach, lässt sich mit dieser Definition auch am besten arbeiten.

An dieser Stelle ist es allerdings wichtig zu erwähnen, dass Gesundheitsbildung unserer Meinung nach nicht erst im Erwachsenenalter angesetzt werden sollte, sondern schon ab dem Vorschulalter greifen kann und muss. Dies führt nämlich dazu, dass ein positives Gesundheitsverhalten von „Kindesbeinen" an geschult wird und nicht erst im Erwachsenenalter etabliert werden muss, welches dann deutlich schwieriger fällt. Eine frühestmögliche Förderung bzw. Bildung in Sachen Gesundheit würde nämlich zu einer Reduzierung verantwortungslosen Verhaltens im Erwachsenalter führen, also präventiven Nutzen haben (vgl. Naidoo & Wills , 2003).

Bevor wir speziell auf eine Ausarbeitung zur Thematik „Gesundheitsbildung im sozialen Wohnumfeld" selbst eingehen, macht es an dieser Stelle zunächst Sinn der Frage nachzugehen, inwiefern Gesundheitsverhalten überhaupt beeinflusst werden kann, welche Faktoren einen Einfluss auf die Gesundheitsbildung haben. Hierzu gibt es mehrere Konzepte und Meinungen.

1.1 Einflussfaktoren auf die Gesundheit

Man kann beispielsweise genau zwei Determinanten bzw. einflussnehmende Faktoren auf die Gesundheit beschreiben:

1. Zurückdrängen von pathogenen Faktoren (krankheitsfördernde Risiken)
2. Ausweitung von salutogenen Faktoren (gesundheitsfördernde Ressourcen)

Der gemeine Bürger würde, wenn man ihn fragen würde, anstelle dieser wissenschaftlichen Sicht, wahrscheinlich eher einige auf den Lebensstil bezogene Faktoren nennen, wie z.B. Ernährung, Alter, Geschlecht und Sport oder den Alkohol- oder Zigarettenkonsum etc. .

Doch handelt es sich bei den Einflussfaktoren auf die Gesundheit um ein viel weitgreifenderes Spektrum vielerlei zusammenwirkender Faktoren. In diesem Zusammenhang scheint das Schaubild (Abb. 1, Determinanten der Gesundheit) von Dahlgren und Whitehead (1981), die Einflussfaktoren auf die Gesundheit am besten zusammen zu tragen. Dabei sei vorweg erwähnt, dass hierbei mehrere Ebenen beschrieben werden, auf welchen sich verschiedene Einflussfaktoren wiederfinden.

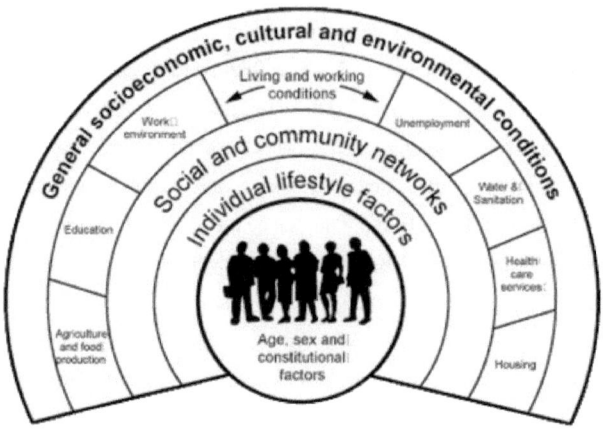

(Abb. 1, Determinanten der Gesundheit)

Diese Abbildung sagt also aus, dass die Einflussfaktoren zunächst nach mehreren Ebenen zu gliedern sind. Diese Ebenen, in welchen sich dann verschiedene Faktoren wieder finden, wirken dann als Gesamtes auf die Gesundheit des Menschen ein. Die Ebenen gliedern sich in:

- konstitutionelle Faktoren
- individuelle Lebensstil – Faktoren
- sozial und gemeinschaftliche Netzwerke
- Lebens- und Arbeitsbedingungen
- generelle sozioökonomische-, kulturelle- und Umweltbedingungen

Nach Dahlgren und Whitehead (1981) gibt es also fünf verschiedene Ebenen mit einer Vielfalt an denkbaren Einflussfaktoren. Diese Faktoren sind dabei entscheidend für das Wohlbefinden des Menschen. Natürlich können in der Realität nicht alle Faktoren vollkommen befriedigt sein, allerdings reicht es aus das Wohlbefinden eines Menschen durch verändern eines einzigen Faktors entweder zu verbessern oder zu verschlechtern. Dabei wirken die Faktoren auch Ebenen - übergreifend und können andere Faktoren mitbeeinflussen oder von ihnen beeinflusst werden. So dass hier auch eine Wechselwirkung besteht. Inhaltlich sind unserer Meinung nach alle fünf Ebenen mit ihren jeweiligen Einflussfaktoren sehr gut in die Thematik dieser Hausarbeit einzubeziehen. Dies soll mit Hilfe der folgenden Tabelle (Tab. 1, Faktoren) erläutert werden.

Ebene	Einflussfaktoren
konstitutionelle Faktoren	Alter, Geschlecht, genetische Disposition und andere konstitutionelle Faktoren etc.
individuelle Lebensstil – Faktoren	z.B. Gesundheitsbewusstsein, -kompetenz, -kultur, -wissen etc.
sozial- und gemeinschaftliche Netzwerke	Sozialkapital, soziale Bindungen, soziale Unterstützung, Vertrauen, Beziehungen, Zusammenhalt etc.
Lebens- und Arbeitsbedingungen	Wohnbedingungen, Arbeitsumgebung, Zugang zu öffentlichen Bildungswesen, Gesundheitseinrichtungen etc.
generelle sozioökonomische-, kulturelle- und Umweltbedingungen	sozioökonomischer Status, physische und soziale Umwelt, Kulturzugehörigkeit, sozialer Status (Einkommen, Beruf, Bildung) etc.

(Tab. 1, Faktoren)

Auffallend ist in diesem Zusammenhang die Betonung des „Sozialen". Dies gibt Aufschluss darüber, dass somit unter anderem anscheinend auch das „soziale Wohnumfeld" ein wichtiges „Setting" in Bezug auf das Gesundheitsverhalten jedes einzelnen darstellt und somit auch besonders hier angesetzt werden muss, um positive Effekte auf die Gesundheit der Menschen zu erzielen. Denn im „Settingansatz" des sozialen Wohnumfeldes, auf welchen wir später noch genauer eingehen möchten, spielt der Begriff „Sozialität" eine vorherrschende Rolle.

1.2 Theorien und Modelle des Gesundheitsverhaltens

Auch gibt es verschiedene Modelle bzw. Theorien darüber, welche Faktoren das Gesundheitsverhalten und damit auch den Bildungsprozess beeinflussen können. Besonders im Rahmen der „Gesundheitsbildung im sozialen Wohnumfeld" finden mehrere Theorien Anwendung. Im Folgenden möchten wir noch zwei dieser Theorien kurz darstellen, und einen Bezug zu unserer Thematik schaffen. Vorweg gesagt, lässt sich insgesamt auch hier die tragende Bedeutung der sozialen Komponente erkennen. Ist diese Komponente nicht positiv erfüllt, hat dies einen großen Einfluss auf die Gesundheit. „Gesundheitsbildung im sozialen Wohnumfeld" sei also ein wichtiges Maß auf der Ebene gesundheitsfördernder Maßnahmen.

1.2.1 „sozial – ökologisches – Modell"

Das „sozial – ökologische – Modell", sagt aus, dass Individuen, die Gesellschaft und deren Verhalten insgesamt sich immer gegenseitig beeinflussen und bedingen. Dies lässt sich anhand des folgenden Schaubilds (Abb. 2, sozial – ökologisches – Modell) am besten darstellen. Hier wird mittels der Komponente „Gesellschaft" ein guter Bezug zum sozialen Wohnumfeld geschaffen

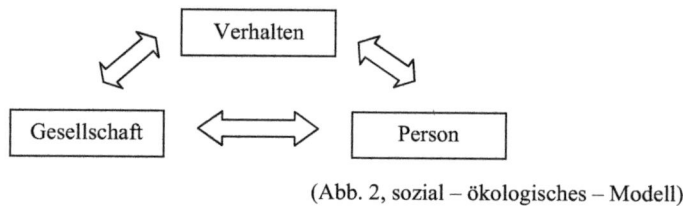

(Abb. 2, sozial – ökologisches – Modell)

1.2.2 „Theorie des geplanten Verhaltens"

Die „Theorie des geplanten Verhaltens" nach Ajzen (1988) als Ergänzung zur „Theorie des überlegten Handels" nach Ajzen (1980), sagt aus, dass unser Verhalten einerseits durch eine individuelle (vgl. Health – Belief – Model) und andererseits durch eine gesellschaftliche Komponente (z.B. gesellschaftliche Normen und Wertvorstellungen) beeinflusst wird, also nicht nur selbstgesteuert ist. An dieser Stelle lässt sich unserer Meinung nach das Setting „soziales Wohnumfeld" als Komponente für einen gesundheitlichen Förderungsansatz gut einbringen.

2. Theoretische Grundlagen „soziales Wohnumfeld"

Die BzGA (2003) definiert das soziale Wohnumfeld als:

„(...) kleine örtliche Gegenden, mit einer erkennbaren eigenen Identität, die durch eine Gemeinschaft von Menschen definiert ist, die sich untereinander gut kennen und gleiche Einrichtungen (...) und Versorgungsdienste nutzen." [3]

Nach Naidoo & Wills (2003) gibt es laut dem Gesundheitsministerium genügend Nachweise dafür, dass das soziale Wohnumfeld einen entscheidenden Einfluss auf unsere Gesundheit hat. Es ist auch nicht schwer, sich vorzustellen, dass eine eng zusammenlebende Gemeinschaft, bei der jeder auf den anderen achtet und zwischen allen ein so genanntes "gutes Klima" herrscht, bewirkt, dass psychische Probleme, Ausgrenzung (Isolation) und daraus folgende gesundheitliche Beeinträchtigungen faktisch gar nicht anzutreffen sind.

Soziale Wohnumfelder sind u.a. nach Definition der BzgA (2003) klar definierbare Wohngemeinschaften mit einer eigenen Identität. Alle in ihr lebenden Menschen zählen sich selbst klar dieser örtlichen Gegend angehörig und nutzen mit anderen Gemeinschaftsmitgliedern die gleichen öffentlichen Einrichtungen wie zum Beispiel Geschäfte oder medizinische Versorgungseinrichtungen. Außerdem haben diese Menschen das Gefühl, dass sie selbst etwas für das Erscheinungsbild ihrer Wohngegend tun können, sozio - politisch Einfluss auf den Werdegang dieser haben können, indem sie zum Beispiel das Dienstleistungsangebot durch ihr Handeln aktiv verändern können. Geografische Merkmale wie Straßen oder Parkanlagen tragen häufig dazu bei, dass eigenständige soziale Wohnumfelder voneinander getrennt werden (vgl. Naidoo & Wills , 2003).

Charakteristisch für die Gegenwart ist, dass nachbarschaftliches Miteinander und soziale Interaktionen generell abnehmen. Früher trug die dominierende religiöse Instanz dazu bei, dem entgegenzuwirken. Da aber Religion als auch nationale Zugehörigkeit immer mehr an Wert verlieren, wird die Förderung der bestehenden sozialen Wohnumfelder und der sozialen Identität zur Erschaffung eines positiven Selbstwertgefühles als immer bedeutender angesehen. Im sozialen Wohnumfeld verbringen die Menschen schließlich den größten Teil

---

[3] BzGA, Lehrbuch der Gesundheitsförderung (2003)

ihres Lebens und gerade dort müssen gesundheitlich fördernde Anregungen auf den Menschen einwirken (vgl. Naidoo & Wills , 2003).

Viele Gesundheitsprobleme haben ihren Ursprung im sozialen Umfeld, daher kann das Umfeld zur Schädigung bzw. zur Förderung der Gesundheit beitragen. Das soziale Umfeld bringt intern manche Probleme hervor, daher können diese, in unserem Bezug Gesundheitsprobleme, im Endeffekt auch nur durch die Menschen gelöst werden, die sich in diesem sozialen Wohnumfeld befinden. Dieses muss durch kompetente Hilfe und wohlüberlegte Eingriffe als bedeutendes Setting der Gesundheitsförderung genutzt werden (vgl. Naidoo & Wills, 2003).

Das soziale Wohnumfeld kann in drei Teile aufgeteilt werden:

1. Die physische Umwelt umfasst quasi die direkt wahrnehmbare und messbare Lebenswelt in einem sozialen Wohnumfeld. Ob nun ein Umfeld durch viele Grünflächen gekennzeichnet ist, die Umgebung auf unterschiedlichste Art und Weise verschmutzt ist, die Straßen dicht befahren sind oder Lärm die Wohnqualität stark beeinflusst zählt zu diesem Bereich.

2. Die soziale Umwelt beinhaltet alles Miteinander welchem im sozialen Bereich abläuft. Ob nun Vereinigungen (Gruppen/ Organisationen) jeglicher Art, Interaktionen der Bewohner, spezifische Aktivitäten der Bürger untereinander wie zum Beispiel Selbsthilfegruppen, alle sozialen Interaktionen gehören dazu. Im Bezug der sozialen Umwelt ist auch das "soziale Kapital" ein entscheidender Faktor, doch dazu im nächsten Kapitel mehr.

3. Die Dienstleistungsangebote des sozialen Wohnumfeldes sind (staatliche oder gemeinnützige) Einrichtungen die im weitesten Sinne soziale Tätigkeiten ausüben, aber auch Läden, die öffentlichen Verkehrsmittel Kirchen oder Sportplätze. Im Großen und Ganzen also Dienste, welche Menschen zusammenführen, Ihnen helfen oder (von allen) benötigte Dienste anbieten.

2.1 „soziales Kapital"

Alle Erfahrungen, die Menschen eines sozialen Wohnumfeldes miteinander/untereinander sammeln, prägen den großen "Pool" des Sozialkapitals, welches durch Vertrauen und Misstrauen, Toleranz und Intoleranz und genügender oder fehlender Anerkennung geprägt ist. Qualität als auch Quantität aller sozialen Interaktionen bestimmen insofern das Wohlbefinden des Einzelnen und der Gemeinschaft. Überspitzt kann man sagen, dass eine Gesellschaft in der alle nett miteinander sind auch viel mehr Wohlbefinden und Gesundheit unter den Bewohnern realisiert, als eine Gesellschaft in der viele Menschen mit negativen sozialen Erfahrungen leben auf Grund dessen sich gesellschaftliche Probleme wie eine erhöhte Kriminalität entwickeln (vgl. Naidoo & Wills , 2003).

Soziale Netzwerke bilden sich auf den verschiedensten Wegen. Durch Schulaktivitäten, Bürger die in der Freizeit etwas verändern und dahingehend organisieren wollen, staatliche Programme etc., die Möglichkeiten sind zahlreich. Allerdings wird davon ausgegangen, dass erst ein bestimmtes Einkommensniveau vorhanden sein muss, damit Bewohner eines sozialen Wohnumfeldes überhaupt soziale Aktivitäten und damit ein (positives Sozialkapital) verwirklichen können. Entwicklungsarbeit in Afrika hat dies bewiesen. Fehlt den Menschen das nötige Geld um die Grundversorgung zu realisieren beginnt ein "Kampf ums Überleben", bei dem keine Zeit bleibt an sozialen Aktivitäten teilzunehmen (vgl. Naidoo & Wills, 2003).

Zudem ist das vorhandene Dienstleistungsangebot auch noch extrem prägnant im Bezug auf das Sozialkapital. Fehlt zum Beispiel ein Supermarkt in einem Wohnumfeld, dann sind Fahrten in andere Gegenden unausweichlich und daran leidet der soziale Kontakt innerhalb eines Wohnumfeldes. Kurz gesagt ist es das Ziel, soziale Wohnumfelder so zu gestalten, dass sich die in ihnen Bewohner wohl fühlen, nur selten das Verlangen haben für Dienstleistungen irgendeiner Art in andere Gegenden auszuweichen und soziale Interaktionen in den verschiedensten Formen unter den Bewohnern zu fördern und zu festigen (vgl. Naidoo & Wills , 2003).

3. Ausarbeitung: Gesundheitsbildung im Setting „soziales Wohnumfeld"

Nachdem wir nun auf die theoretischen Grundlagen zum Thema „Gesundheitsbildung" und „soziales Wohnumfeld" eingegangen sind, gilt es diese beiden Themenfelder zusammenzuführen und aufzuzeigen wie Gesundheitsbildung im Setting „soziales Wohnumfeld" auszusehen hat, welche Maßnahmen zu ergreifen, welche Ziele formuliert werden sind und auch welche Problematiken dabei entstehen können etc. . Zuvor sollte allerdings geklärt werden, warum in Zusammenhang mit „Gesundheitsbildung im sozialen Wohnumfeld" von einem „Setting" gesprochen wird. Hierzu gehen wir kurz auf den Setting – Ansatz der Ottawa – Charta ein.

3.1 Settingansatz

Durch die Ottawa – Charta ist das Konzept entstanden den alltäglichen Lebensraum als ein „Setting" aufzugreifen, um dort Gesundheitsförderung in verschiedenen sozialen Kontexten (z.B. Krankenhaus und Schule) zu betreiben:

„Gesundheit wird von Menschen in Ihrer alltäglichen Umwelt geschaffen und gelebt: dort wo Sie spielen, lernen, arbeiten und lieben." [4]

Das „soziale Wohnumfeld" stellt in diesem Zusammenhang einen weit umfassenden Überbegriff dar, umfasst es doch verschiedene Einrichtungen und Organisationen in einer Kommune, welche auf Ihre eigene Art und Weise zur Gesundheitsförderung beitragen können. Es umfasst aber insbesondere alle Personen, welche in diesen verschiedenen sozialen Kontexten miteinander agieren. Auch wenn hier zunächst nur individuelle Personen im Vordergrund stehen, richtet sich das Konzept der Gesundheitsbildung im Setting „soziales Wohnumfeld" vor allem an ein gesamtes System, in welchem verschiedene Faktoren wirken. Nur wenn eine Vielzahl an Personen in einem System ein gesundes Verhalten aufweist, ist das System an sich auch als „gesund" zu verstehen. Hierzu sind Ziele zu formulieren, welche ein System (hier „soziales Wohnumfeld") „gesund" machen.

---

[4] http://www.wiengs.at/downloads/gfz2_ottawa__charta.pdf (Stand 01.04.2004)

3.2 Ziele

Wie schon unter dem Punkt zwei erläutert wird, bezeichnet Gesundheitsbildung u.a. einen Förderungsansatzes im Erwachsenenalter in Bezug auf Gesundheit. Das primäre Ziel der Gesundheitsbildung im sozialen Wohnumfeld ist vor allem ein Involvieren gesundheitsfördernder Maßnahmen in Aktivitäten der Bürger auf kommunaler Ebene. Dies soll insbesondere mittels erweiteten Freizeit-, Bildungs- und Kulturangeboten geschehen. Das Angebot soll u.a. Fitness, Sport, Ernährung, Informationen zum Thema Gesundheit, Erkrankung, Gesundheitspolitik und Fortbildungen. Bezogen auf die Bildung würde dies bedeuten, dass der Bürger hierbei mündiger wird und durch das erweiterte Spektrum an gesundheitsbildenden Angeboten nun mehr selbst entscheiden kann, welche Angebote er wahrnimmt oder auch nicht (vgl. Naidoo & Wills , 2003)..

Der Bürger soll also mehr Selbstverantwortung übernehmen und sich seines Verhaltens und der damit bezogenen gesundheitlichen Konsequenzen bewusst werden.

Weitere Ziele in diesem Zusammenhang sind:

1. Lernbedürfnisse der Bürger zum Thema Gesundheit aufgriffen.
2. Unterschiedliche Lernerfahrungen verschiedenster Bevölkerungsgruppen eingeteilt in Geschlecht, Kultur und auch sozialen Status berücksichtigen.
3. Bezug zur individuellen Lebensgeschichte der Personen schaffen
   (vgl. http://vhs-dvv.server.de/servlet/is/Entry.5208.Display/ (Stand 26.05.2004))

Ziel ist es also die Bewohner eines sozialen Wohnumfeldes zu einer Mitarbeit anzuregen, welche Gesundheitspotentiale in ihrem alltäglichen Leben entfalten lassen. Das Wichtigste hierbei ist, dass Gesundheitsförderung einen nachhaltigen Eindruck hinterlässt. Dies soll bedeuten, dass einmal erworbene Potentiale erhalten bleiben und innerhalb eines Systems weitergegeben werden können. Dies erfolgt mittels Maßnahmen, welche wir im weiteren Verlauf vorstellen möchten. Hierbei kann man auch das von uns schon vorgestellte „Theorie des geplanten Verhaltens" wieder erkennen. Sowohl das Individuum, als auch das gesamte System sind wichtige Bestandteile im Gesundheitsförderungsansatz.

Im Folgendem wollen wir nun Maßnahmen, sowohl theoretisch mögliche Maßnahmen, als auch Praxisbeispiele, vorstellen.

3.3 Maßnahmen

Zunächst einmal sollte man sich die Frage stellen, welche Maßnahmen überhaupt angewendet werden können, um eine bessere Gesundheitsbildung in einem sozialen Wohnumfeld zu etablieren. In vielen Ländern gibt es in diesem Zusammenhang gute Ansatzpunkte, welche für ein solches Ziel Verwendung finden. Darauf gehen wir im späteren Verlauf noch genauer ein. Der nächste Punkt soll allerdings vorerst auf förderliche Maßnahmen aus theoretischer Sicht eingehen. Dabei werden wir erst einmal Maßnahmen vorstellen, die wir uns selber erdacht haben. Und im weiteren Verlauf werden wir bereits unter wissenschaftlichem Aspekt entwickelte, theoretische Maßnahmen vorstellen.

3.3.1 Maßnahmen in Ihrer Theorie

Wenn man sich die Frage stellt, welche Maßnahmen dazu führen könnten die Gesundheit der Bürger zu fördern, kann eine Vielzahl von Maßnahmen genannt werden. Wir möchten nun einige Gedanken dazu auflisten. Möglichkeiten wären:

- Kommunen organisieren sportliche Veranstaltungen, an welchen alle Bürger kostenfrei teilnehmen können (z.B. Marathon – Läufe, Volkstriathlon, Fußball – Turniere etc.). Der Vorteil daran wäre, dass sich die Bürger schon im Vorfeld körperlich engagieren müssen, um Aussicht auf ein Erfolgserlebnis zu haben. Dies fördert eine regelmäßige körperliche Ertüchtigung und damit eine Verbesserung der Gesundheit der Bürger, wenn solche Veranstaltungen auch in regelmäßigen Zeitabständen stattfinden. Ein angenehmer Nebeneffekt hierbei wäre zudem, dass sich evtl. kleine Zusammenschlüsse bilden, welche ein gemeinsames Ziel verfolgen und dafür auch gemeinsam arbeiten, welches das Sozialkapital im positiven Sinne fördern würde.

- Ein Aufbau von leicht erreichbaren „Patienteninformationszentren", in denen sich Bürger über sämtliche, gesundheitsrelevante Themen informieren können. Je größer das Angebot wäre, desto besser. Allein schon die Möglichkeit sich zu informieren oder sich beraten zu lassen, würde einen positiven Effekt auf die Gesundheit jedes Einzelnen haben. Hierbei greift z.B. auch das „sozial – ökologische – Modell" nach Bronfenbrenner (1981). Personen informieren sich zunächst, woraufhin sie Ihr

Gesundheitsverhalten je nach Situation ändern. Dies hat wiederum Einfluss auf Ihr näheres Umfeld. Dieses nähere Umfeld kann früher oder später einen immer größer werdenden Umkreis beeinflussen, was im Endeffekt wiederum den einzelnen beeinflusst. Darin besteht schließlich das Potential ein gesamtes System in Hinsicht auf Ihr Gesundheitsverhalten zu verändern.

- Gesundheitsförderung von Kindesbein auf (z.B. schon in Kindergärten oder Schulen jeglicher Art). Unserer Ansicht nach muss ein Gesundheitsförderungsansatz schon im Kindesalter greifen, um einen nachhaltigen Effekt zu erzielen. Im Erwachsenenalter fällt es nämlich deutlich schwerer Gewohnheiten tief greifend zu verändern. Dies würde somit eine „gesündere" Gestaltung des gesamten Lebens einzelner Personen ermöglichen.

Aber auch die Wissenschaft hat sich Gedanken darüber gemacht, wie bildende Maßnahmen aussehen sollten, die das Gesundheitsverhalten der Bürger fördern oder positiv ändern können. Dabei unterscheiden sich die Gedanken der Wissenschaft nicht unbedingt signifikant von den von uns Genannten. Wirksame Maßnahmen können nach Naidoo & Wills (2003) sein:

- *„Aufklärung und Erziehung bereits im Vorschulalter."*, Naidoo & Wills, (2003). Hierbei liegt der Schwerpunkt allerdings eher auf dem sozialen Umgang miteinander. Dadurch soll z.B. kriminelles Verhalten im Erwachsenenalter ausgeschlossen werden und ein besseres Miteinander garantieren. Dies führt zu einem „gesunden" sozialem Wohnumfeld, da dadurch positive, soziale Netzwerke entstehen.

- *„Kommunalpolitische Maßnahmen, die die sozialen Gruppen der Wohngegend mit einbeziehen und damit zugleich zur Förderung des sozialen Zusammenhalts beitragen."*, Naidoo & Wills, (2003).

- *„Veränderungen des physischen Umfeldes und mehr Überwachung, z.B. durch bessere Straßenbeleuchtungen (...)."*, Naidoo & Wills (2003). Bürger sollten sich in Ihren Wohnumfeld wohl und sicher fühlen, welches nicht nur einen psychisch positiven Effekt durch ein Gefühl der Sicherheit hat, sondern dadurch auch auf die körperliche Verfassung einwirkt. Körper und Geist bedingen sich nämlich gegenseitig.

- Mehr Dienstleistungsangebote (z.B. Freizeit- und Kulturangebote), welche die Gesundheit und Lebensqualität einer Wohngegend verbessern, indem dadurch eine Stärkung des Sozialkapitals stattfindet (durch Stärkung sozialer Kontakte), (vgl. Naidoo & Wills , 2003).

Wie sich nun erkennen lässt, gibt es weitreichende Ansätze zur Stärkung eines Förderungsansatzes und wahrscheinlich sind noch viele mehr denkbar.

Nachdem wir nun auf die theoretische Sicht über Maßnahmen zur Förderung der Gesundheit im sozialen Wohnumfeld eingegangen sind, möchten wir im Folgenden von Gemeinden umgesetzte Praxisbeispiele aufführen.

3.3.2 Praktizierte Maßnahmen

Bevor wir auf Beispiele aus der Praxis eingehen muss zunächst einmal erwähnt werden, dass die meisten tatsächlich praktizierten Ansätze zum größten Teil im Ausland anzutreffen sind. Im Folgenden werden wir Beispiele aus England aufführen.

3.3.2.1 Fusion von Kunst und Gesundheit

Mit Hilfe des „King's Fund" finanzierte das „Bromley-by-Bow-Center" eine Projektreihe zum Thema „Kunst und Gesundheitskommunikation". Ein weitreichendes Angebot an Workshops und Kursen hat künstlerische Aktivitäten, wie z.B. Gesangskurse, Tanz- und Bewegungskurse unter Aufsicht von im Gesundheitsbereich Tätigen und Künstlern, mit gesundheitsfördernden Maßnahmen verbunden. Hier werden soziale Kontakte gestärkt und das Sozialkapital vergrößert, welches das Gesundheitsverhalten positiv beeinflusst (vgl. Naidoo & Wills , 2003).

3.3.2.2 Gemeinschaftsgärten

Ein weiteres Projekt förderte nachbarschaftliche Kontakte indem sich Menschen mit einem Hang zur Naturverbundenheit um vernachlässigte Gärten älterer Mitmenschen kümmern. Dies wiederum stärkt soziale Kontakte, bringt körperliche Ertüchtigung mit sich, verbessert die Nahrungsaufnahme durch frische, selbst geerntete Naturerzeugnisse und verschönert das Gesamtbild der Gärten (vgl. Naidoo & Wills , 2003).

3.3.2.3 Gesundheitshäuser

Die britische Regierung plant die Einrichtung eines landesweiten Netzes von Gesundheitshäusern zur Bekämpfung gesundheitlicher Indifferenzen innerhalb der Bevölkerung. Verschiedene Bevölkerungsgruppen haben auch einen unterschiedlichen Zugang zum landeseigenen Gesundheitssystem (entweder mehr oder weniger). Gesundheitshäuser sollen indessen die am meisten benachteiligten Bürger der Bevölkerung erreichen. Die Zusammenarbeit von freiwilligen und staatlichen Einrichtungen ermöglicht es soziale Brennpunkte zu erreichen. Dies wurde mittels des so genannten „West End Gesundheitszentrum" in Newcastle – upon – Tyne auch derartig realisiert. Dieses Gesundheitshaus (Healthy Living Centre, HLC), stellt eine Vielzahl an, von qualifiziertem Personal geführten, gesundheitsbezogenen Programmen zur Verfügung. Zu nennen sind u.a. Bewegungsprogramme für an einer Herz-Kreislauf-Schwäche leidenden Menschen, Krankengymnastik, ausreichende Aufklärung über rechtliche Fragen etc. . Insofern ist dies auch eine Kontaktstelle für Bürger und Vertreter öffentlicher Einrichtungen (vgl. Naidoo & Wills , 2003).

3.3.2.4 „Brockenhurst – Gesunde Gemeinde"

Brockenhurst, eine mit 6500 Einwohnern eher kleine Gemeinde in der Grafschaft Hampshire wird als eine „Gesunde Gemeinde" bezeichnet. Doch das war nicht immer so. Anfangs hatte die Gemeinde große gesundheitliche Probleme aufgewiesen. Der ältere Teil der Bevölkerung beklagte Einsamkeit und Gebrechlichkeit. Der junge Teil der Bevölkerung beklagte sich über Arbeitslosigkeit, Ängste, Depressionen und Drogenmissbrauch. Daher schuf der Hausarzt

Derek Brown in den 80er Jahren mit Hilfe von anderen Gemeindemitgliedern, freiwilligen Gruppen, Wohlfahrtseinrichtungen, der zuständigen Behörden und dem privaten Sektor, ein Projekt, bei dem er Gemeindemitgliedern mittels Rezept „Aktivitäten" anstelle von Medikamenten zur Verbesserung der Gesundheit verschrieb. Die bedürftigen Personen wurden an speziell für dieses Projekt errichtete Vereine oder Clubs vermittelt, wo verschiedenste Kurse, passend zur individuellen Anamnese Angeboten wurden. Damit die zum größten Teil alte Bevölkerung dort hingelangen konnte, wurden vermehrt Fahrgelegenheiten geschaffen. Es wurden auch verschiedenste Beratungsdienste eingerichtet. Die Pilotphase verlief dabei sehr erfolgreich weswegen darüber nachgedacht wurde, diese Idee auch in anderen Städten zu etablieren. Der Erfolgsgarant entstand dabei aus sich selbst heraus und war nicht aufgezwungen, da an diesen Veranstaltungen nicht teilgenommen werden musste, diese freiwillig wahrgenommen werden konnten (vgl. Naidoo & Wills , 2003).

3.3.3 Evaluation „Maßnahmen"

Wie zu erkennen ist steckt viel Potential in der Umsetzung der theoretischen Ansätze zur Gesundheitsbildung im sozialen Wohnumfeld. Man sieht aber, dass Maßnahmen immer an die jeweiligen sozialen Wohnumfelder angepasst werden müssen, da nicht überall die gleichen Bedürfnisse zu vorzufinden sind, welche mit nur einem allgemeingültigen Ansatz zu befriedigen wären. Eine Vielfalt an Maßnahmen ist daher von Nöten. Zudem wird das primäre Gesundheitssystem von diesen Maßnahmen mit seinem Ziel der Gesundheitsbildung unterstützt. Ärzte können vielleicht kurativ auf Ihre Patienten einwirken, aber Gesundheitsbildung können sie nicht immer betreiben (aus Mangel an Zeit oder Unkosten).

4. Zusammenfassung

Zusammenfassend kann gesagt werden, dass mehrere Faktoren bei der Gesundheitsbildung im sozialen Wohnumfeld eine Rolle spielen. Es ist zum einem das Engagement der Gemeinden und Gemeindemitglieder selbst, welches vorhanden sein muss, um gesundheitsfördernde Maßnahmen überhaupt etablieren zu können. Denn es macht keinen Sinn Maßnahmen gegen den Willen einer Bevölkerung durch zu führen, wenn also der Wille zur Veränderung nicht vorhanden ist. Wichtig erscheint dabei auch, dass indem die Bürgerinnen und Bürger einer Gemeinde bei Maßnahmen um ein gesundes soziales System bzw. eine „Gesunde Gemeinde" zu verwirklichen einbezogen werden, kommt man durch das Schaffen eines direkten Bezuges zu den Bedürftigen schneller ans Ziel. Auf diese Art und Weise helfen viel mehr Menschen mit und sind direkt in das Geschehen involviert und bekommen auch das Gefühl, dass sie selbst etwas verändern können. Vor jeder Intervention müssen allerdings zuerst die jeweiligen sozialen Strukturen analysiert werden, damit Interventionsversuche besser greifen. Dabei soll versucht werden alle sozialen Schichten zu erreichen, um alle am Förderungsprozess teilhaben zu lassen. Zu den sozialen Schichten gehören auch kulturelle Unterschiede, geschlechtliche Unterschiede, Altersunterschiede, Arbeitslosigkeit; Bildungsstatus etc. .

5. Fazit

Das soziale Wohnumfeld ist ein Setting, welches viele Möglichkeiten zur Gesundheitsbildung, somit zur Schaffung einer „gesunden Gemeinschaft" schafft. Allerdings darf es auch nicht als ein Allheilmittel angesehen werden. Gesundheitspolitik bzw. der Gesundheitssektor im Allgemeinen und auch die wirtschaftliche Gesamtsituation einer Stadt oder eines Landes haben mitunter auch einen großen Einfluss auf den Gesundheitszustand einer Bevölkerung. Das jeweilige soziale Wohnumfeld kommt also zusätzlich noch als konstituierender Faktor hinzu. Grundlage, wie schon aus vorigen Kapiteln hervorgegangen, für eine fördernde Gesundheitsbildung im sozialen Wohnumfeld, ist dabei allerdings das Engagement einer Gemeinde, welche grundsätzlich zuerst einmal vorhanden sein muss, damit diese sich auch aus sich selbst heraus ändern kann.

Zusätzlich sollten auch die im Gebiet wohnenden Bürger und Bürgerinnen ausreichend auf den intervenierenden Gesundheitsförderungsansatz hingewiesen werden und in das Projekt involviert werden. Haben die Bürger und Bürgerinnen kein Interesse, ist das Projekt schon im Vornherein gescheitert. Dies wird mitunter auch damit erreicht, indem Bürger und Bürgerinnen in Ausschüssen und Organisationen ihre Meinungen und Interessen einbringen können. Das Gefühl im Verlauf dieses Projektes besonders etwas im Wohnumfeld ändern zu können, ist für alle daher sehr motivierend.

Es wäre für das Projekt sehr fördernd, wenn alle Bewohner und Bewohnerinnen des jeweiligen sozialen Wohnumfeldes vor Beginn dessen, ausreichend über die besonderen sozialen und gesundheitsbezogenen Probleme ihres Umfeldes befragt werden, damit die einzuführende Gesundheitsbildung auch spezifisch auf dieses Wohnumfeld abgestimmt werden kann. Damit einhergehend ist auch die Erfassung der sozialen (evtl. sozio – kulturellen) Struktur eines Wohnumfeldes/-gebietes wichtig, da verschiedene soziale Schichten, die in einem Gebiet vorherrschen, auch unterschiedliche Ansprüche in Bezug auf die Gesundheitsbildung haben, mitunter die Sachverhalte auch unterschiedlich gut verstehen können, was auch mit dem Bildungszustand zusammenhängt.

Ein Mitwirken von Institutionen und Organisationen, durch z.B. Bereitstellung von Räumen und öffentlichen Plätzen ist zwingend notwendig, da dies auch vor allem soziale Verantwortung zeigt. Bürger und Bürgerinnen müssen Hand in Hand mit diesen Institutionen und Organisationen arbeiten, um optimale Erfolge erzielen zu können.

Außerdem muss die Struktur des Dienstleistungssektors ausreichend ausgebaut sein, damit die Menschen nicht Umwege für verschiedene Einrichtungen auf sich nehmen müssen. Zu guter Letzt ist alles auch eine Frage der Finanzierbarkeit. Um Kurse etc. einzurichten werden viele Finanzen benötigt. Allerdings gibt es auch unentgeltliche Möglichkeiten zur Verbesserung des Angebots. In den Vereinigten Staaten von Amerika beispielsweise sind die Menschen durch ein vor allem der Jugend zugänglich gemachtes Sportangebot (z.B. Streetball) mobilisiert worden, sich zu Gunsten ihrer Gesundheit zu engagieren. Dafür brauchte man kaum finanzielle Mittel. Daher war der Verbreitungsgrad ziemlich hoch in den von Armut gezeichneten Gebieten.

Es ist also sehr gut möglich Gesundheitsbildung im sozialen Wohnumfeld zu fördern und dies hat auch einen sehr großen, positiven Einfluss auf das Wohlbefinden der Menschen. Wichtig ist hier allerdings, Probleme durch mögliche Finanzierungsschwierigkeiten sinnvoll zu umgehen. Freiwillige Arbeit sollte dabei einen großen Handlungsraum einnehmen.

Literaturverzeichnis

Franzkowiak, P. et al. (2003): Leitbegriffe der Gesundheitsförderung. BZgA, Köln.

Hurrelmann, K. (2003): Gesundheitssoziologie. Juventa Verlag, Weinheim und München.

Naidoo, J. & Wills, J. (2003): Lehrbuch der Gesundheitsförderung. BZgA, Köln.

Internetquellen

Ajzen (1988): „Theorie des geplanten Verhaltens".
Online im Internet: WWW:
http://www.valuebasedmanagement.net/methods_ajzen_theory_planned_behaviour.html
(Stand 18.09.2005)

Dahlgren und Whitehead (1981): "Determinanten der Gesundheit".
Online im Internet: WWW: http://www.west-norfolk.gov.uk/Default.aspx?page=22422
(Stand 15.08.2005)

"Gesundheitsbildung":
Online im Internet: WWW: http://de.wikipedia.org/wiki/Gesundheitsbildung (Stand 03.03.2006)

Ottawa – Charta: "Setting – Ansatz":
Online im Internet: WWW: http://www.wiengs.at/downloads/gfz2_ottawa__charta.pdf (Stand 01.04.2004)

„Social – Ecological – Model of Health Behavior":
Online im Internet: WWW: http://kurse.ub.uni-bielefeld.de/courses/1/2005_214/content/_33621_1/Healthbehaviour_Theory.pdf

"Ziele Gesundheitsbildung im sozialen Wohnumfeld":
Online im Internet: WWW: http://vhs-dvv.server.de/servlet/is/Entry.5208.Display/ (Stand 26.05.2004)